Primera Edición en Español: Agosto 2023
*"Tricología de las Pestañas
y el Arte de las Extensiones"*
(Guía del Lashista)
Este es un libro publicado por: **Klara Vido**

TRICOLOGÍA DE LAS
PESTAÑAS
Y EL ARTE DE LAS EXTENSIONES

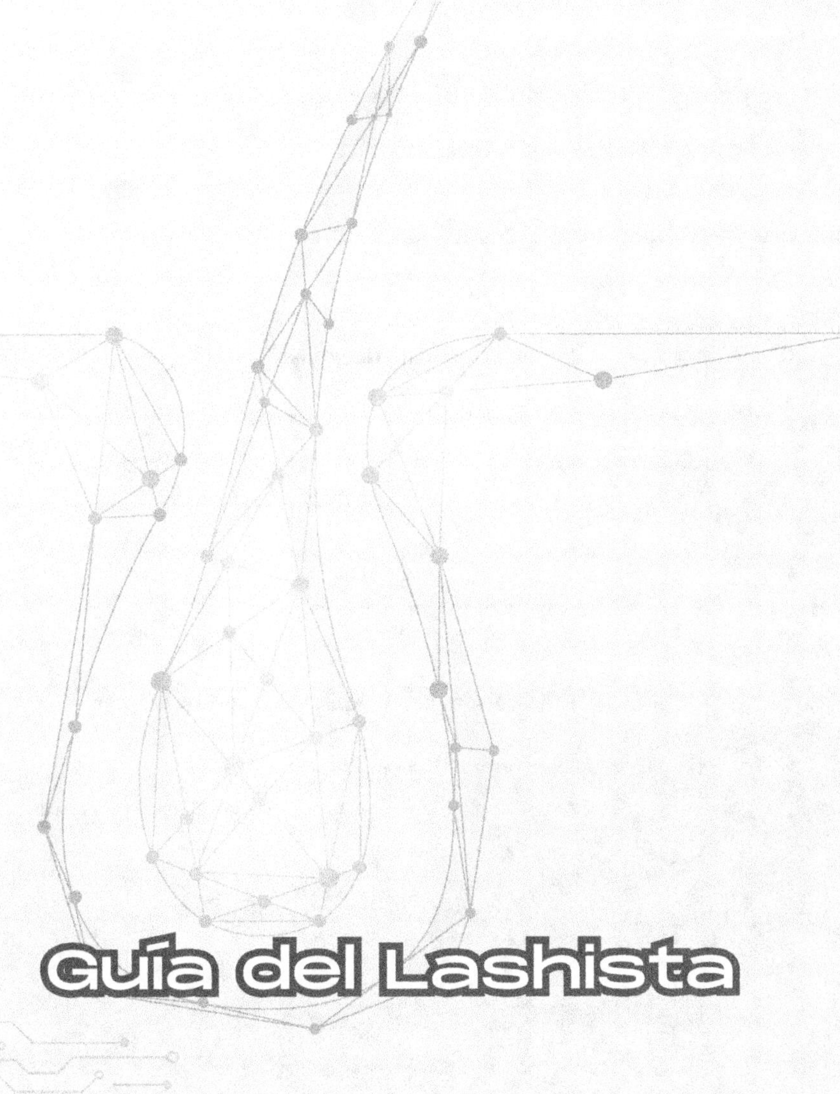

Guía del Lashista

Tabla De Contenido

Dedicatoria

Presentación del libro

Importancia de la Tricología en el cuidado de las pestañas

Beneficios de las extensiones de pestañas

01 Introducción a la Tricología

1.1 Qué es la Tricología de las pestañas

1.2 Importancia de comprender la estructura y el ciclo de las pestañas

1.3 Impacto de la Tricología en la aplicación de extensiones de pestañas

03 Preparación para la Aplicación de Extensiones

3.1 Evaluación Tricológica del cliente

3.2 Anomalías frecuentes en una evaluación Tricológica de pestañas

3.2.1 Madarosis

3.2.2 Milfosis (Alopecia en las Pestañas)

3.2.3 Triquiasis

3.2.4 Distiquiasis

3.3 Recomendaciones generales

3.4 Cuidados previos a la aplicación de extensiones

3.5 Preparación del área de trabajo

02

Anatomía de las Pestañas

2.1 Estructura y composición de las pestañas naturales

2.2 Tipos de pestañas y características

2.3 Ciclo de crecimiento y renovación de las pestañas

04

Consideraciones Especiales y Solución de Problemas

4.1 Alergias y sensibilidades relacionadas con las extensiones

4.2 Problemas comunes durante la aplicación y soluciones

4.2.1 Algunos factores asociados a la retención de las extensiones de pestañas

4.3 Retirada segura de las extensiones de pestañas

05

Tendencias y Futuro de las Extensiones de Pestañas

5.1 Avances tecnológicos en productos y técnicas

5.2 Perspectivas y dirección futura de la industria

Casos: Ejercicios Prácticos

Que estas páginas sirvan como una guía práctica, enriquecedora y valiosa a todos los profesionales de la belleza, cuyo trabajo va más allá de crear simples extensiones de pestañas, sino que se enfoca en el conocimiento profundo de la Tricología y el respeto por la salud ocular de sus clientes.

PRESENTACIÓN DEL LIBRO

"Las pestañas han adquirido un papel protagónico en el fascinante mundo de la estética y la belleza, convirtiéndose en un símbolo de elegancia y seducción. Sin embargo, usar máscara o rímel no es todo lo que necesitas para tener pestañas deslumbrantes. Hay un arte detrás, un enfoque Tricológico que nos permite comprender a fondo la estructura y el ciclo de crecimiento de estas delicadas hebras.

En este libro exploramos a fondo el interesante mundo de la Tricología de las pestañas y algunas técnicas de aplicación de extensiones. Este libro es una guía para profesionales y principiantes entusiastas que quieren dominar el arte de las extensiones y adentrarse en el universo de las pestañas.

En los primeros capítulos, aprenderemos sobre la anatomía de las pestañas, desde su estructura y composición hasta cómo crecen y se regeneran. Comprenderemos cómo influyen estos aspectos en la aplicación de las extensiones y cómo seleccionar las adecuadas para cada cliente. Además, aprenderemos cómo realizar una evaluación Tricológica precisa que nos permita brindar resultados personalizados y satisfactorios.

También abordaremos el mantenimiento y cuidado de las extensiones, así como las consideraciones especiales y la solución de problemas que pueden surgir durante el proceso. Aprenderemos cómo garantizar la salud y la seguridad de nuestros clientes, ofreciendo consejos prácticos para prolongar la vida útil de las extensiones.

Por último, exploraremos las últimas tendencias en el mundo de las extensiones de pestañas y vislumbraremos el emocionante futuro de esta industria en constante evolución. Este libro es una invitación a adentrarse en el arte de las pestañas, donde la Tricología y la creatividad se unen para crear miradas cautivadoras.

Prepárate para explorar el mundo de las pestañas como nunca lo habías hecho. **"Tricología de las Pestañas y el Arte de las Extensiones"** será tu guía confiable en este apasionante viaje. ¡Descubre cómo transformar y realzar la belleza de cada mirada con conocimiento, habilidad y un toque de magia!".

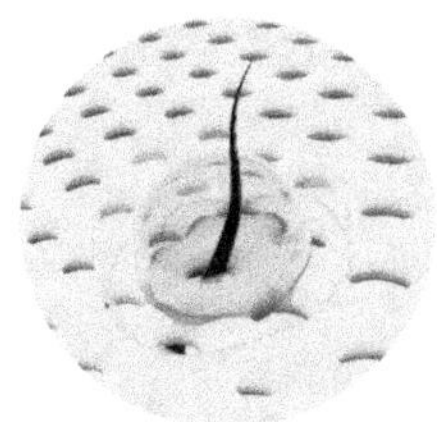

IMPORTANCIA DE LA TRICOLOGÍA EN EL CUIDADO DE LAS PESTAÑAS

El término **"Tricología"** proviene del griego *"trichos"*, que significa "pelo", y *"logos"*, que significa "estudio" o "ciencia". Por lo tanto, la Tricología es una rama de la ciencia que analiza y comprende el cabello, el cuero cabelludo y otras estructuras relacionadas con el fin de mantener y mejorar su salud y apariencia. La Tricología de las Pestañas se enfoca específicamente en el estudio y conocimiento detallado de las pestañas, considerando temas como su anatomía, su ciclo de crecimiento y cómo aplicar extensiones para mantener su salud y apariencia ideal.

La **Tricología** es un componente esencial en el cuidado de las pestañas. La comprensión del ciclo de crecimiento y la estructura de las pestañas nos permite apreciar su importancia y tomar medidas efectivas para mantener su salud. La **Tricología** nos enseña cómo factores como la alimentación, la salud general, el uso de productos cosméticos, incluso las estaciones climáticas de año pueden influir en la apariencia y vitalidad de las pestañas. Además, nos permite identificar y abordar problemas comunes, como la pérdida excesiva de pestañas o su debilitamiento. Al dominar los principios de la **Tricología**, podemos maximizar el impacto de las extensiones de pestañas y garantizar resultados hermosos y duraderos. En resumen, *la Tricología es la base para un cuidado efectivo de las pestañas y una mirada cautivadora.*

Beneficios de las Extensiones de Pestañas

Debido a los numerosos beneficios que ofrecen, las extensiones de pestañas han ganado popularidad en el mundo del cuidado y embellecimiento de los ojos. Estas pequeñas fibras sintéticas pueden cambiar completamente la apariencia de los ojos si se aplican minuciosamente a las pestañas naturales. A continuación, se enumeran algunos de los beneficios más destacados de las extensiones de pestañas:

- **Longitud y volumen instantáneos**: Una de las principales ventajas de las extensiones de pestañas es que proporcionan una longitud y un volumen instantáneos a las pestañas naturales. Las extensiones se aplican individualmente sobre cada pestaña, creando un aspecto completo y exuberante que realza la mirada. Esto elimina la necesidad de utilizar capas de máscara de pestañas o rizadores que pueden dañar las pestañas naturales a largo plazo.

- **Resultado natural**: Aunque las extensiones de pestañas añaden longitud y volumen, cuando se aplican de manera profesional, el resultado puede ser sorprendentemente natural. Las extensiones se seleccionan cuidadosamente para que coincidan con las características naturales de las pestañas del cliente, como longitud, grosor y curvatura. Esto crea una apariencia armoniosa y realista que resalta la belleza de los ojos sin parecer exagerado o artificial.

- **Ahorro de tiempo en la rutina de maquillaje**: Las extensiones de pestañas pueden ser un verdadero salvavidas para aquellos que buscan simplificar su rutina de maquillaje diaria. Al tener unas pestañas largas y voluminosas de forma natural, se reduce la necesidad de aplicar máscara de pestañas y otros productos para resaltar los ojos. Esto ahorra tiempo y esfuerzo en la aplicación del maquillaje, especialmente en las mañanas ocupadas.

- **Resistencia al agua y durabilidad**: Muchas extensiones de pestañas están diseñadas para ser resistentes al agua, lo que significa que se mantienen intactas incluso en situaciones de lluvia, sudor o al nadar. Esto las hace ideales para eventos especiales, vacaciones o simplemente para aquellos que desean lucir unas pestañas hermosas sin preocuparse por su durabilidad.

- **Mayor confianza y autoestima**: No se puede negar el impacto positivo que unas pestañas hermosas pueden tener en la confianza y la autoestima de una persona. Las extensiones de pestañas pueden mejorar la apariencia de los ojos, resaltar la mirada y realzar la belleza natural del rostro. Esto puede hacer que una persona se sienta más segura, lo que se refleja en su actitud y en cómo se percibe a sí misma.

En resumen, las extensiones de pestañas ofrecen una amplia gama de beneficios, desde proporcionar longitud y volumen instantáneos hasta simplificar la rutina de maquillaje y aumentar la confianza. Sin embargo, es importante destacar que las extensiones de pestañas deben ser aplicadas por profesionales capacitados y mantenerse adecuadamente para garantizar resultados seguros y duraderos.

CAP 1

INTRODUCCIÓN A LA TRICOLOGÍA DE LAS PESTAÑAS

1.1 Qué es la Tricología de las Pestañas

La Tricología de las Pestañas es una disciplina fascinante que nos sumerge en el mundo íntimo de estos diminutos vellos que enmarcan nuestros ojos. Es el estudio de la estructura, el crecimiento y la salud de las pestañas y se ha convertido en una parte importante de la aplicación de extensiones de pestañas.

Las pestañas son mucho más que simples pelos que crecen en nuestros párpados. Son estructuras delicadas y complejas que cumplen funciones tanto estéticas como protectoras. La Tricología de las Pestañas se enfoca en su anatomía y fisiología, y de esta manera comprender su ciclo de crecimiento. Esto nos permite conocer en profundidad las particularidades de las pestañas naturales y aplicar extensiones de manera segura y eficaz.

La Tricología de las Pestañas nos brinda información valiosa sobre el ciclo de crecimiento, ya que las pestañas tienen una fase de crecimiento activo, seguida de una fase de reposo y, finalmente, una fase de caída. Comprender este ciclo es fundamental para determinar el momento adecuado para aplicar extensiones y programar los retoques necesarios.

También nos permite identificar posibles problemas o afecciones que pueden alterar la salud y el aspecto de las pestañas. Desde la debilidad y la caída excesiva hasta las alergias o sensibilidades, un conocimiento sólido de la Tricología nos ayuda a detectar estos problemas y brindar soluciones adecuadas.

En resumen, la Tricología de las Pestañas es un campo en constante evolución que nos sumerge en la ciencia y el arte de las pestañas. Con este conocimiento, estaremos preparados para llevar las miradas de nuestros clientes a un nivel completamente nuevo, resaltando su belleza natural y creando resultados deslumbrantes.

1.2 Importancia de comprender la estructura y el ciclo de las pestañas

En este capítulo, exploraremos la importancia de la estructura y el ciclo de las pestañas, para aquellos involucrados en su cuidado y embellecimiento y cómo esta comprensión nos permite lograr resultados duraderos en la aplicación de extensiones y en su cuidado.

Cada pestaña es única, y su longitud, curvatura y densidad varían de una persona a otra y están determinados por factores genéticos y ambientales. Al conocer en detalle la estructura de las pestañas, podemos seleccionar extensiones adecuadas que se adapten a las características naturales de cada individuo, brindando resultados armoniosos y naturales, además, nos permite trabajar de manera precisa y segura. Así podemos evitar daños innecesarios durante el proceso de aplicación y a maximizar la comodidad del cliente.

Tabla de referencia comparando las características de las pestañas naturales con las extensiones de pestañas disponibles en el mercado.

Características	Pestañas Naturales	Extensiones de Pestañas
Longitud	8 - 12 mm	6 - 20 mm
Diámetro	0.1 - 0.15 mm	0.03 - 0.25 mm
Curvatura	Natural (varía)	Variedad de curvaturas

Recuerda que la elección de extensiones adecuadas debe basarse en el ciclo de crecimiento, el tipo de ojo y la preferencia del cliente

Por otro lado, el ciclo de crecimiento de las pestañas también juega un papel crucial en su cuidado y mantenimiento. Las pestañas tienen un ciclo natural de crecimiento, reposo y caída, y cada etapa tiene sus particularidades. Entender cada uno de estos ciclos nos permite programar adecuadamente los retoques y los llenados de las extensiones, asegurando que el resultado se mantenga atractivo y duradero.

1.3 Impacto de la Tricología en la aplicación de extensiones de pestañas.

El conocimiento de la salud y el cuidado de las pestañas nos permite ofrecer servicios de alta calidad, reducir riesgos y promover resultados saludables y duraderos. Al incorporar la Tricología a nuestra práctica profesional, podemos brindar a los clientes una experiencia segura y satisfactoria al embellecer sus pestañas.

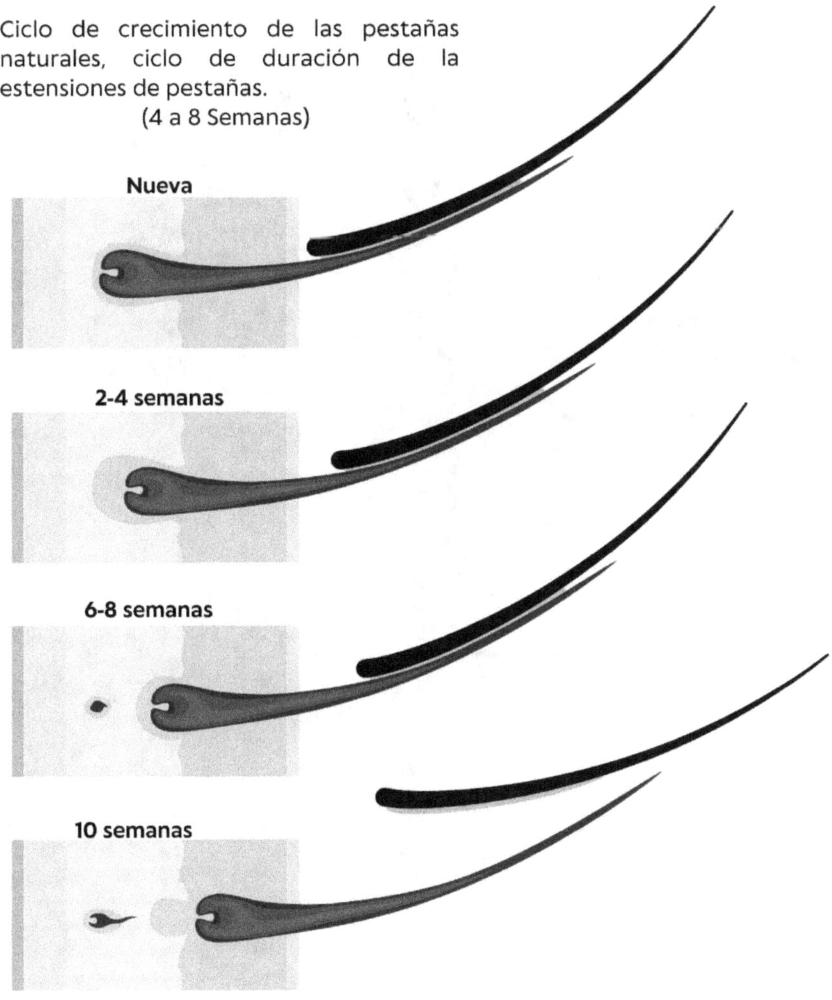

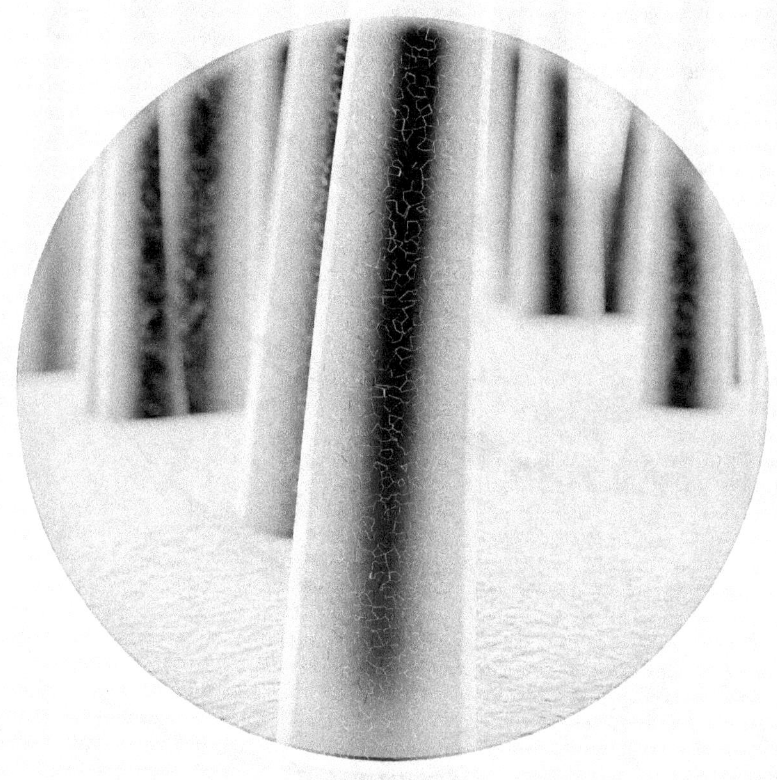

CAP 2
ANATOMÍA DE LAS PESTAÑAS

2.1 Estructura y composición de las pestañas naturales

Las escamas de queratina, una proteína resistente que también se encuentra en el cabello y las uñas, son la parte principal de las pestañas. Las glándulas sebáceas y sudoríparas, que se encuentran cerca de la raíz de las pestañas, también están en la anatomía. Estas glándulas secretan sudor y aceites para mantener hidratadas las pestañas y la piel circundante.

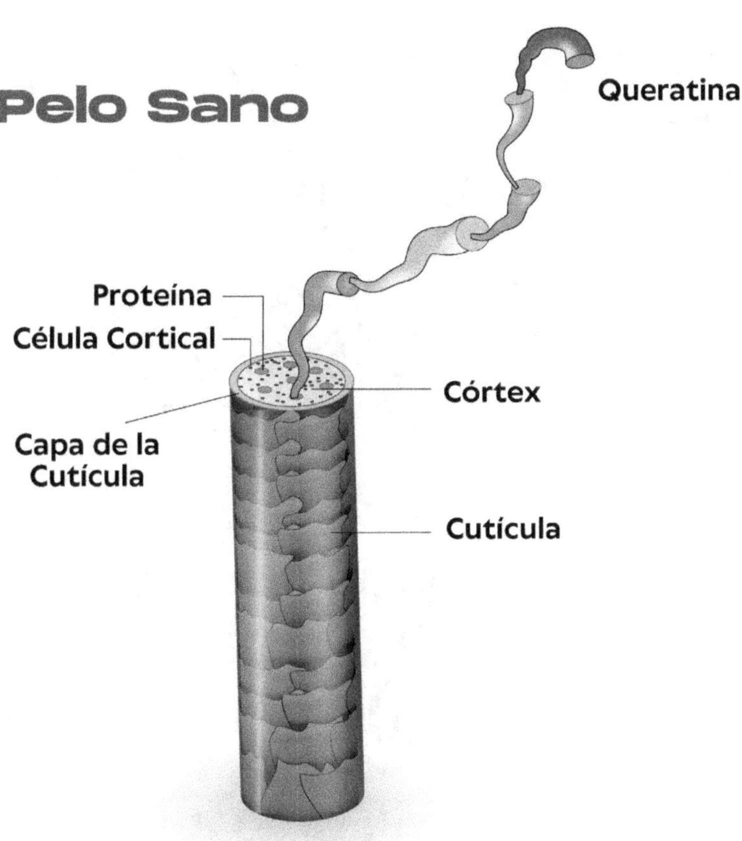

Cada pestaña consta de una raíz, un tallo y una punta. La raíz de la pestaña se encuentra en el folículo piloso. Es en la raíz donde se produce el crecimiento de la pestaña y donde se encuentra la matriz celular responsable de su desarrollo, y es donde está unida al párpado.

A medida que la pestaña se extiende desde la raíz, encontramos el tallo de la pestaña. El tallo es la parte visible de la pestaña y es donde se aplican las extensiones de pestaña. El tallo puede variar en longitud, grosor y curvatura de una persona a otra, y es importante tener en cuenta estas características al seleccionar las extensiones adecuadas para lograr un resultado natural.

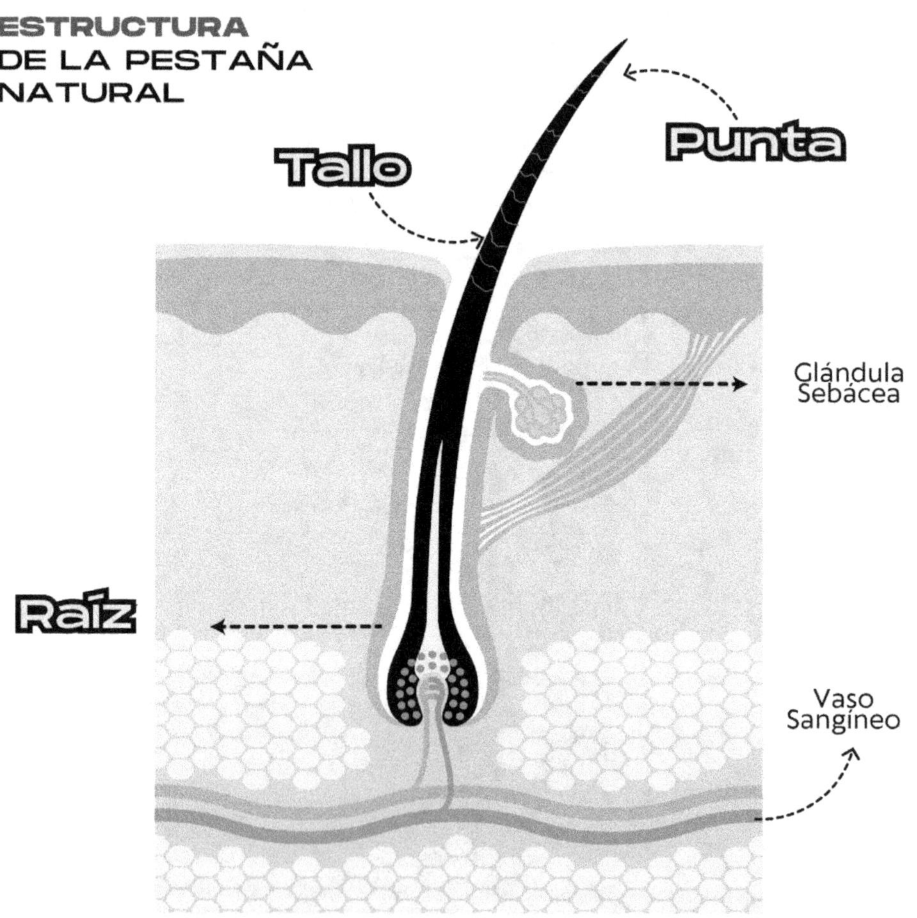

2.2 Tipos de pestañas y características

Es importante tener en cuenta que cada individuo tiene una combinación única de características de pestañas, y la selección de las extensiones adecuadas dependerá de la consideración de estos factores individuales. Un enfoque personalizado y una evaluación detallada de las pestañas naturales son fundamentales para lograr resultados naturales, armoniosos y satisfactorios en la aplicación de extensiones.

A continuación, se describen algunos de los tipos de pestañas naturales más comunes y sus características distintivas:

- **Pestañas rectas:** Las pestañas rectas tienen una curvatura mínima y crecen de forma más recta hacia adelante. Estas pestañas suelen requerir una mayor atención y técnicas de rizado para lograr una apariencia más elevada y curvada.

- **Pestañas rizadas**: Las pestañas rizadas tienen una curvatura natural hacia arriba, lo que crea una apariencia de ojos más abiertos y despiertos. Estas pestañas tienden a mantener su forma rizada, lo que puede facilitar la aplicación de extensiones y lograr un resultado impactante.

- **Pestañas cortas**: Las pestañas cortas tienen una longitud más reducida en comparación con otros tipos de pestañas. Estas pestañas pueden beneficiarse de extensiones que aporten longitud y definición adicionales para crear un aspecto más completo y voluminoso.

- **Pestañas largas**: Las pestañas largas se caracterizan por su longitud extendida. Estas pestañas proporcionan un aspecto llamativo y dramático, realzando la apariencia de los ojos y creando una mirada más expresiva.

- **Pestañas gruesas**: Las pestañas gruesas tienen un grosor y plenitud naturales. Estas pestañas pueden proporcionar un aspecto más denso y voluminoso sin necesidad de agregar muchas extensiones adicionales.

- **Pestañas dispersas**: Las pestañas dispersas son aquellas que tienen espacios o huecos entre ellas. Estas pestañas pueden requerir una aplicación cuidadosa de extensiones para lograr un aspecto uniforme y completo, rellenando los espacios vacío

Al considerar la longitud, el grosor, la curvatura y la densidad de las pestañas naturales, se puede lograr un resultado final que se mezcle perfectamente con las pestañas naturales, mejorando su apariencia y brindando un aspecto encantador y realista.

2.3 Ciclo de crecimiento y renovación de las pestañas

El ciclo de crecimiento y renovación de las pestañas es un proceso natural y continuo que tiene varias fases. Entender este ciclo es vital para el cuidado y mantenimiento de las pestañas naturales, así como para la aplicación de extensiones de pestañas. A continuación, se describen las principales etapas del ciclo de crecimiento y renovación de las pestañas:

1. **Fase Neógena:** La fase Neógena del ciclo capilar de las pestañas es el período de crecimiento activo en el que se forman nuevas pestañas. Durante esta fase, los folículos pilosos están en un estado de actividad intensa y las pestañas aun no son visibles para nosotros.

2. **Fase Anágena:** Esta es la etapa de crecimiento activo de las pestañas. Durante la fase Anágena, las células de la raíz de la pestaña se dividen rápidamente y se forma una nueva pestaña. Durante esta fase, las pestañas crecen en longitud. La duración de la fase Anágena varía de una persona a otra, pero generalmente dura entre 4 y 6 semanas.

3. **Fase Catágena:** La fase Catágena es una etapa de transición. Durante esta fase, el crecimiento de la pestaña se detiene y la raíz se encoge. Esta etapa tiene una duración corta de aproximadamente 2 a 3 semanas. Durante la fase Catágena, la pestaña se desconecta del suministro de nutrientes y se prepara para su caída. Es en esta etapa cuando se pueden aplicar extensiones de pestañas sin interferir con el crecimiento natural

4. **Fase Telógena:** La fase Telógena es la etapa final del ciclo de crecimiento de las pestañas. Durante esta fase, la pestaña se encuentra en reposo y se prepara para caer. Una nueva pestaña comienza a crecer en la raíz, iniciando así un nuevo ciclo de crecimiento. La duración de la fase Telógena es de aproximadamente 4 a 6 semanas. Durante esta etapa, es normal que se caigan algunas pestañas naturales a diario, ya que es parte del proceso de renovación natural

5. Fase Exógena: Durante esta fase, las pestañas llegan a su ciclo de vida completo y se preparan para ser reemplazadas por nuevas pestañas que están en la fase Neógena. En esta etapa, el folículo piloso se reabsorbe y la pestaña se suelta de la raíz, cayendo de manera gradual y sin causar dolor o molestias.

6. Fase Kenógena: Es una etapa poco conocida y en la cual no existe mucha información, algunos la describen como la fase donde *"No hay pestañas"* dándole paso a una nueva pestaña o a la primera fase de crecimiento o Fase Neógena.

Es importante destacar que cada pestaña individual tiene su propio ciclo de crecimiento y renovación. Por lo tanto, en cualquier momento dado, las pestañas estarán en diferentes etapas del ciclo. Esto explica por qué algunas pestañas están en la fase de crecimiento activo, mientras que otras están en la etapa de transición o en reposo. Este ciclo garantiza la renovación continua de las pestañas y su capacidad para crecer y regenerarse.

Entender y dominar el ciclo de crecimiento también nos ayuda a educar a nuestros clientes sobre las expectativas realistas. Al explicarles que las pestañas naturales tienen un ciclo de vida individual y limitado, y no todas las pestañas se encuentran en la misma fase al mismo tiempo. Esto explica por qué es normal perder algunas pestañas regularmente y por qué se recomienda realizar retoques periódicos para mantener un aspecto completo y uniforme.

Además, nos permite identificar posibles problemas que puedan afectar su apariencia. Si una persona experimenta una caída excesiva o debilitamiento de las pestañas, podemos detectar posibles factores subyacentes y ofrecer recomendaciones o referir a un especialista en caso necesario.

En resumen, conocer la estructura nos permite seleccionar extensiones adecuadas y trabajar con precisión, mientras que entender el ciclo de crecimiento nos permite programar los retoques y proporcionar una educación adecuada a nuestros clientes. Al adentrarnos en estos detalles, podemos aprovechar al máximo la belleza natural de las pestañas y crear miradas deslumbrantes y duraderas.

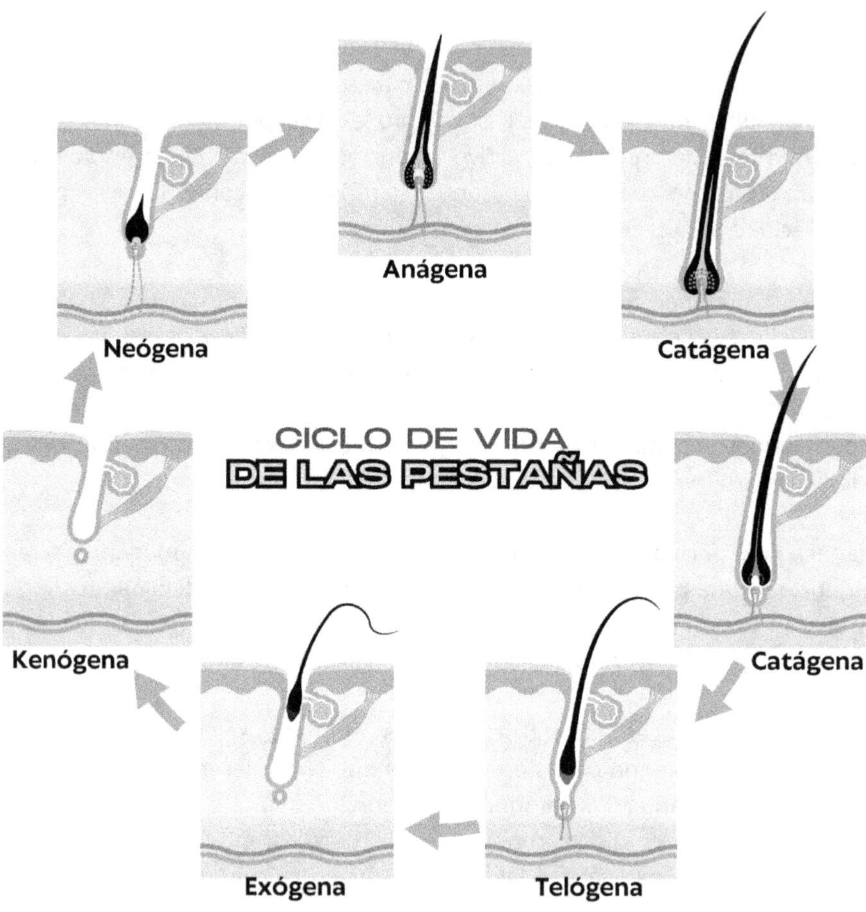

Anágena
Catágena
Catágena
Neógena
Kenógena
Exógena
Telógena
CICLO DE VIDA
DE LAS PESTAÑAS

CAP 3
PREPARACIÓN PARA LA APLICACIÓN DE EXTENSIONES

3.1 Evaluación Tricológica del cliente

Este es un paso crucial en el proceso de aplicación de extensiones de pestañas. Esta evaluación nos permite obtener información detallada sobre las características individuales de las pestañas naturales y su estado de salud, lo cual es fundamental para seleccionar las extensiones adecuadas y garantizar resultados seguros y satisfactorios. A continuación, se describen los principales aspectos en la evaluación Tricológica del cliente:

- *Pestañas Naturales*: Durante la evaluación, se examinan las pestañas naturales del cliente en términos de longitud, grosor, curvatura y densidad. Esto nos ayuda a determinar qué tipo de extensiones de pestañas serán más apropiadas para lograr un resultado armonioso y natural. Además, se observan posibles problemas o afecciones en las pestañas naturales. Esto nos permite tomar las precauciones necesarias y adaptar el proceso de aplicación para evitar daños adicionales.

- *Salud de las pestañas*: se examina la salud general de las pestañas naturales. Se observa si hay signos de debilitamiento, rotura, pérdida excesiva o afecciones como blefaritis o conjuntivitis. Si se identifican problemas, se pueden proporcionar recomendaciones para el cuidado y tratamiento adecuados antes de proceder con la aplicación de las extensiones.

- *Historial Médico y Medicamentos*: es importante obtener información sobre el historial médico y los medicamentos que el cliente está tomando. Algunas condiciones de salud o medicamentos pueden afectar el crecimiento y la salud de las pestañas. Además, se investiga si el cliente ha experimentado reacciones alérgicas o irritaciones previas relacionadas con las extensiones de pestañas u otros productos utilizados.

- *Estilo de Vida y Cuidados Diarios*: También se discuten sobre los hábitos de cuidado diarios del cliente. Esto puede incluir preguntas sobre su rutina de limpieza facial, el uso de productos para el cuidado de las pestañas, el uso de maquillaje y la frecuencia de retoques de las extensiones. Comprender el estilo de vida y los cuidados diarios del cliente nos ayuda a recomendar el tipo de extensiones correcto y brindar consejos personalizados sobre el cuidado y mantenimiento para prolongar la vida útil de las extensiones y mantener la salud de las pestañas naturales.

- *Historial de extensiones o tratamientos previos*: Se indaga sobre cualquier experiencia previa con extensiones de pestañas o tratamientos relacionados. Esto incluye preguntar, si ha experimentado reacciones alérgicas o irritaciones, o si ha utilizado productos para el crecimiento o fortalecimiento de las pestañas. Este conocimiento nos ayuda a tomar precauciones adicionales y seleccionar los productos adecuados para evitar cualquier problema o reacción adversa.

La evaluación Tricológica de las pestañas naturales del cliente nos proporciona información valiosa para personalizar la aplicación de las extensiones de pestañas. Al considerar la longitud, grosor, curvatura, densidad y salud de las pestañas naturales, podemos seleccionar las extensiones adecuadas, adaptar el rizo y la cantidad de extensiones a aplicar, y ofrecer recomendaciones específicas para el cuidado y mantenimiento posterior. Esto nos permite lograr resultados naturales, satisfactorios y seguros para cada cliente individual.

Evaluación Tricológica de las pestañas naturales

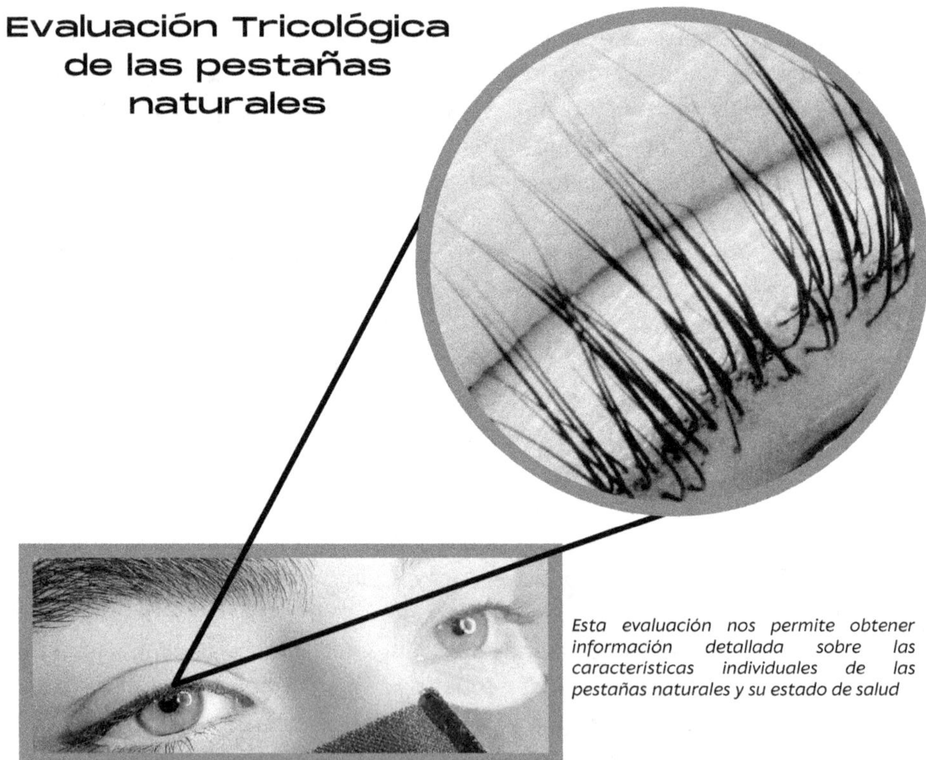

Esta evaluación nos permite obtener información detallada sobre las caracteristicas individuales de las pestañas naturales y su estado de salud

3.2 Anomalías frecuentes encontradas en una evaluación Tricológica de las Pestañas

Durante una evaluación Tricológica de las pestañas, es posible identificar diferentes anomalías que pueden afectar la salud y la apariencia de las pestañas. A continuación, se mencionan algunas de las anomalías más frecuentes que se pueden encontrar en dicha evaluación:

- *Pérdida de pestañas*: La pérdida excesiva de pestañas (Alopicia de las Pestañas o Milfosis), es una anomalía común que puede ser causada por diversos factores, como el estrés, la mala nutrición, el uso excesivo de productos cosméticos o problemas de salud subyacentes. La pérdida de pestañas puede afectar la densidad y la apariencia de las pestañas naturales.

- *Pestañas débiles y quebradizas*: Las pestañas que son débiles y se quiebran fácilmente pueden ser el resultado de una mala nutrición o el daño causado por tratamientos anteriores. Las pestañas débiles pueden ser más propensas a caerse y pueden dificultar la aplicación de extensiones de pestañas.

- *Pestañas desiguales o asimétricas*: Es común encontrar pestañas desiguales o asimétricas durante la evaluación. Esto puede deberse a diferencias genéticas en el crecimiento de las pestañas o a un desgaste desigual. La aplicación de extensiones de pestañas puede ayudar a corregir esta asimetría y crear una apariencia más equilibrada.

- *Inflamación o irritación del folículo piloso*: La inflamación o irritación del folículo piloso puede ser causada por infecciones, reacciones alérgicas o condiciones como la blefaritis. Estas condiciones pueden afectar negativamente el crecimiento y la salud de las pestañas, y pueden requerir tratamiento antes de la aplicación de extensiones.

- *Blefaritis*: La blefaritis es una afección inflamatoria crónica de los párpados que puede afectar las pestañas. Puede causar enrojecimiento, picazón, descamación y caída de las pestañas. Si se diagnostica blefaritis, es necesario tratarla adecuadamente antes de considerar la aplicación de extensiones de pestañas.

3.2.1 Madarosis

La Madarosis es un término médico que se utiliza para describir la pérdida de las cejas y pestañas. Es una condición en la cual las pestañas se vuelven más delgadas, se caen prematuramente o simplemente no vuelven a crecer después de la caída natural.

La Madarosis puede afectar a una o ambas filas de pestañas y puede presentarse de forma parcial o total. Algunas de las condiciones y factores asociados con la Madarosis incluyen:

- *Trastornos autoinmunes*: Algunas enfermedades autoinmunes, como el lupus eritematoso sistémico o la alopecia areata, pueden causar la pérdida de las pestañas como parte de los síntomas.

- *Infecciones o inflamaciones*: Infecciones bacterianas, fúngicas o virales en los párpados pueden llevar a la pérdida de las pestañas. Además, la inflamación crónica de los párpados (blefaritis) también puede ser una causa de Madarosis.

- *Tratamientos médicos*: Algunos tratamientos médicos, como la quimioterapia utilizada en el tratamiento del cáncer, pueden causar la caída temporal o incluso permanente de las pestañas.

- *Traumatismos o lesiones*: Traumatismos físicos en la zona de las pestañas, como lesiones o quemaduras, pueden dañar los folículos pilosos y provocar la Madarosis.

- *Tricotilomanía*: La tricotilomanía es un trastorno compulsivo del control de impulsos en el que una persona se arranca el cabello o las pestañas de forma repetitiva e involuntaria.

- *Trastornos de la piel*: Algunas enfermedades de la piel, como la dermatitis atópica o la psoriasis, pueden afectar el crecimiento de las pestañas y causar su pérdida.

El tratamiento de la Madarosis depende de la causa subyacente. En algunos casos, las pestañas pueden volver a crecer por sí solas una vez que se ha abordado la causa. En otros casos, pueden ser necesarios tratamientos médicos específicos, como el uso de medicamentos tópicos o sistémicos, el manejo de enfermedades subyacentes o la corrección de trastornos de la piel.

Si se experimenta una pérdida significativa de pestañas, se recomienda buscar la evaluación de un médico, dermatólogo u oftalmólogo para obtener un diagnóstico preciso y un plan de tratamiento adecuado.

3.2.2 Milfosis (Alopecia en las Pestañas)

La Milfosis, se refiere específicamente a la pérdida de pestañas (Alopecia en las Pestañas), y no se considera una enfermedad, sino más bien una condición genética o hereditaria en la cual una persona experimenta una pérdida abrumadora de pestañas. Es importante tener en cuenta que hay varias razones por las cuales puede producirse la caída de las pestañas. Si en un análisis Tricológico observas una pérdida de pestañas, es fundamental determinar si se trata de una caída aislada o si está asociada con una pérdida generalizada de vello.

Los nervios, la ansiedad y las defensas bajas son síntomas adicionales de la Milfosis. El efluvio Telógeno es una condición fisiológica que puede causar la caída de las pestañas durante el ciclo de crecimiento del cabello.
Esta condición interrumpe el ciclo de crecimiento de las pestañas y ocurre cuando muchas pestañas pasan de la fase de crecimiento (Anágena) a la fase de caída (Telógena) sin pasar por la fase de reposo (Catágena). Esto puede provocar la pérdida simultánea de muchas pestañas y resultar en áreas sin pelo en las pestañas. Otras posibles causas de la Alopecia en las Pestañas incluyen la dermatitis, la menopausia o la blefaritis. Es importante destacar que el tipo de piel no tiene relevancia en la Alopecia de las pestañas.

Afortunadamente, existen opciones estéticas que pueden ayudar a mitigar algunas de las causas de la Alopecia en las Pestañas, preservando lo que hace especial y única a cada persona: "Una Mirada Saludable". Por ejemplo, los sueros de pestañas, las extensiones, y los liftings son algunas opciones que pueden considerarse. Estos tratamientos estéticos ayudan a realzar y proteger la apariencia de las pestañas, ofreciendo soluciones para aquellos que experimentan la pérdida de pestañas debido a la Milfosis u otras causas.

3.2.3 Triquiasis

Es una condición ocular en la cual las pestañas crecen en dirección incorrecta, es decir, hacia adentro del ojo en lugar de hacia afuera. Esto puede provocar molestias, irritación e incluso daño en la superficie del ojo. La Triquiasis puede ser congénita, lo que significa que está presente desde el nacimiento, o adquirida, desarrollándose más adelante en la vida. Algunas de las causas comunes de la Triquiasis adquirida incluyen la inflamación crónica del párpado, lesiones, cicatrices en el área del párpado o infecciones oculares recurrentes.

Es importante buscar atención médica de un oftalmólogo o especialista en ojos si se experimenta síntomas de Triquiasis. Un diagnóstico adecuado y un plan de tratamiento personalizado pueden ayudar a aliviar los síntomas y prevenir complicaciones oculares graves.

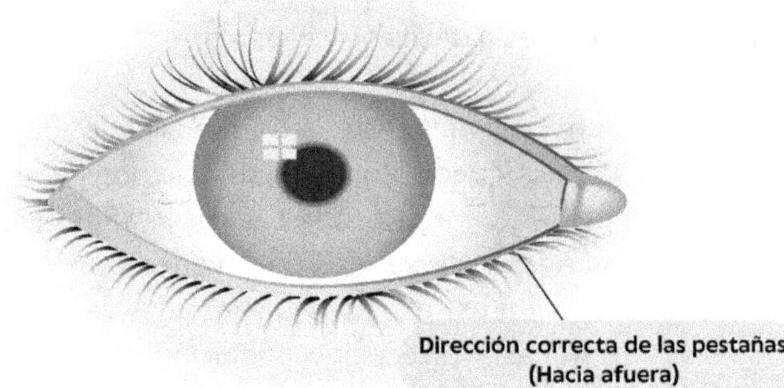

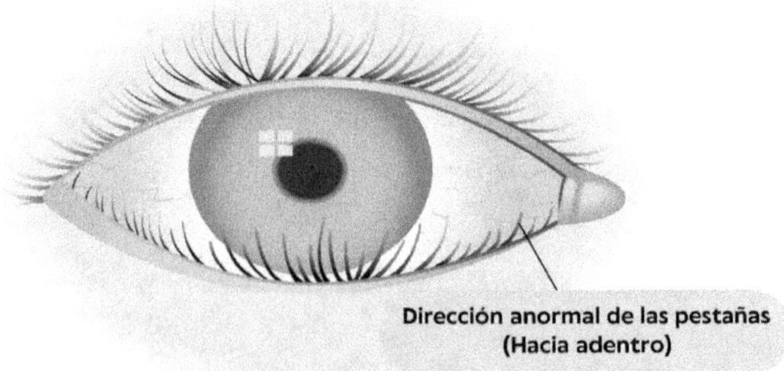

3.2.4 Distiquiasis

Es una condición ocular en la cual hay un crecimiento anormal de pestañas adicionales que surgen de los folículos pilosos en el borde del párpado. Estas pestañas adicionales, conocidas como pestañas Distíquicas, pueden crecer en dirección incorrecta, hacia adentro del ojo, o en paralelo a las pestañas normales.

Los síntomas de la Distiquiasis pueden variar según la ubicación y el número de pestañas Distíquicas. Algunas personas pueden experimentar irritación ocular, enrojecimiento, sensación de cuerpo extraño, lagrimeo excesivo y visión borrosa. En casos más severos, las pestañas Distíquicas pueden rozar la córnea, causando abrasiones y úlceras corneales.

Al igual que en la Triquiasis buscar atención médica de un oftalmólogo es de vital importancia para obtener un diagnóstico preciso y un plan de tratamiento adecuado. La Distiquiasis puede ser una condición crónica, y el tratamiento puede requerir seguimiento y ajustes a lo largo del tiempo para controlar los síntomas y evitar complicaciones oculares.

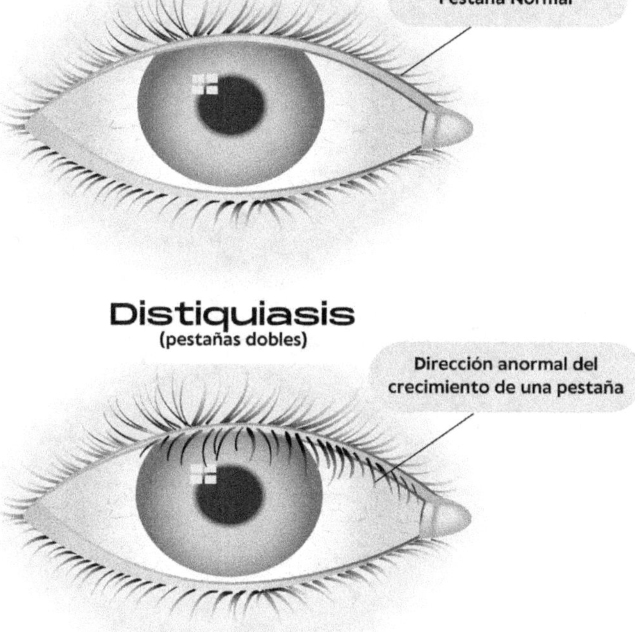

En resumen, las pestañas, los párpados y las cejas desempeñan un papel crucial tanto desde el punto de vista estético como funcional en la región periocular. Estas estructuras no solo enmarcan los ojos, sino que también transmiten información sobre el estado emocional de una persona. Sin embargo, pueden presentarse anomalías que afectan a estos anexos.

El abordaje de estas anomalías implica un enfoque multidisciplinario que incluye la colaboración entre dermatólogos, tricólogos, oftalmólogos y otros especialistas según sea necesario. El objetivo es identificar y tratar la causa subyacente de la pérdida de las pestañas, y en algunos casos, también se pueden considerar opciones cosméticas para mejorar la apariencia estética.

3.4 Recomendaciones generales

Recuerda que estas son recomendaciones generales y que cada paciente y situación pueden requerir un enfoque individualizado. Siempre es recomendable seguir las pautas y recomendaciones de tu propio campo de especialización y buscar la colaboración con otros profesionales de la salud cuando sea necesario. Algunas recomendaciones que debes tener en cuenta:

- Si se observa una pérdida excesiva de pestañas, es importante identificar y abordar la causa subyacente. Puedes referir a un médico o dermatólogo para obtener un diagnóstico preciso y seguir su recomendación de tratamiento.

- Para fortalecer las pestañas débiles y quebradizas, considera el uso de acondicionadores de pestañas o sueros fortalecedores. Estos productos están diseñados para nutrir y fortalecer las pestañas, ayudando a prevenir la rotura y estimulando el crecimiento saludable.

- Para pestañas desiguales o asimétricas, la aplicación de extensiones de pestañas puede ayudar a crear una apariencia más equilibrada, uniforme y estéticamente agradable.

- Inflamación o irritación del folículo piloso, es recomendable buscar atención médica para un diagnóstico adecuado y tratamiento. Dependiendo de la causa subyacente, pueden ser necesarios medicamentos tópicos o sistémicos para aliviar la inflamación y promover la curación.

- Si se diagnostica Blefaritis, sigue las recomendaciones y el tratamiento prescrito por un médico u oftalmólogo. Esto puede incluir la limpieza regular de los párpados con soluciones suaves y el uso de compresas calientes para reducir la inflamación y la irritación.

- Brinda información y educación, explica al paciente las posibles causas de la anomalía y cómo se pueden abordar. Proporciona información sobre las opciones de tratamiento disponibles y los cuidados adecuados para las pestañas. También es importante educar al paciente sobre la importancia de seguir las recomendaciones y el tratamiento indicado.

- Proporciona seguimiento y apoyo continuo, mantén una comunicación abierta con el paciente y bríndale seguimiento regular para evaluar su progreso. Proporciona el apoyo necesario, responde a sus preguntas y aborda cualquier inquietud adicional que pueda tener.

3.5 Cuidados previos a la aplicación de extensiones

Antes de la aplicación de extensiones de pestañas, es importante realizar algunos cuidados previos para asegurar un proceso exitoso y prolongar la duración de las extensiones. Estos cuidados ayudan a preparar las pestañas naturales y el área de los ojos para recibir las extensiones de manera óptima. A continuación, se presentan algunos consejos sobre los cuidados previos a la aplicación de extensiones:

- *Consulta inicial*: Antes de la aplicación de extensiones, es importante realizar una consulta inicial con el cliente. Esto incluye discutir sus expectativas, necesidades y preferencias estéticas. También es crucial evaluar la salud de las pestañas naturales del cliente y cualquier condición médica relevante que pueda afectar el proceso.

- *Remover el maquillaje*: Antes de la aplicación, se debe asegurar que el cliente llegue con las pestañas y el área de los ojos completamente libres de maquillaje. Es importante que el profesional proporcione instrucciones claras al cliente para que retire cuidadosamente cualquier rastro de rímel, delineador de ojos u otros productos de maquillaje antes de la cita.

- *Limpieza de las pestañas*: El profesional debe limpiar adecuadamente las pestañas naturales del cliente antes de comenzar la aplicación. Esto ayuda a eliminar cualquier residuo de aceite, suciedad o maquillaje que pueda interferir con la adherencia de las extensiones. Se recomienda utilizar un limpiador suave y sin aceite para limpiar las pestañas y asegurarse de que estén completamente secas antes de continuar.

- *Retirar las lentes de contacto*: Si el cliente utiliza lentes de contacto, se le debe pedir que los retire antes de la aplicación de las extensiones. Esto garantiza la comodidad y seguridad durante el procedimiento. Una vez finalizada la aplicación, el cliente puede volver a colocar las lentes de contacto siguiendo las instrucciones del profesional.

- *Informar sobre posibles reacciones alérgicas*: Es importante que el profesional informe al cliente sobre la posibilidad de reacciones alérgicas a los productos utilizados durante el proceso de aplicación de extensiones de pestañas. Se recomienda realizar una prueba de sensibilidad en un área pequeña de la piel antes del procedimiento completo para descartar cualquier reacción adversa.

- *Consentimiento informado*: Antes de comenzar el proceso de aplicación, el profesional debe obtener el consentimiento informado por escrito del cliente. Esto implica proporcionar una explicación clara de los procedimientos, los posibles riesgos y beneficios, y cualquier instrucción de cuidado posterior. El cliente debe comprender completamente el proceso y firmar el formulario de consentimiento antes de continuar.

Estas son recomendaciones importantes para que un profesional siga antes de la aplicación de extensiones de pestañas. Al implementar estos cuidados previos, el profesional puede garantizar la seguridad, comodidad y satisfacción del cliente, y lograr resultados óptimos en la aplicación de las extensiones de pestañas.

3.6 Preparación del área de trabajo

La preparación del área de trabajo es un paso fundamental antes de la aplicación de extensiones de pestañas. Aquí tienes algunos puntos clave para tener en cuenta para asegurar un entorno limpio y seguro:

- *Limpieza y desinfección*: Antes de cada cita, el profesional debe limpiar y desinfectar minuciosamente el área de trabajo. Esto incluye la superficie de trabajo, las herramientas, los recipientes y cualquier otro elemento utilizado durante el procedimiento. Utiliza productos de limpieza adecuados y asegúrate de seguir las pautas y regulaciones de higiene establecidas.

- *Organización*: Mantén tu área de trabajo ordenada y bien organizada. Asegúrate de tener acceso fácil a todos los productos, herramientas y equipos necesarios para la aplicación de las extensiones de pestañas. Mantén los suministros ordenados y etiquetados para facilitar su identificación y uso eficiente.

- *Superficie de trabajo*: Asegúrate de contar con una superficie de trabajo plana, limpia y despejada. Esto proporcionará un espacio adecuado para colocar tus herramientas y realizar el procedimiento de manera segura y eficiente.

- *Iluminación adecuada*: La iluminación adecuada es esencial para realizar una aplicación precisa de las extensiones de pestañas. Asegúrate de contar con una buena iluminación en tu área de trabajo para poder ver claramente las pestañas naturales y las extensiones durante el procedimiento. La luz natural o una luz blanca brillante suelen ser las mejores opciones.

- *Protección del cliente*: Coloca una toalla o almohadilla debajo del área de los ojos del cliente para proteger su piel y ropa de cualquier producto o adhesivo que pueda caer durante el proceso. También puedes utilizar cintas adhesivas médicas o parches oculares para mantener las pestañas inferiores separadas de las superiores durante la aplicación.

- *Ventilación adecuada*: Es importante contar con una buena ventilación en el área de trabajo para garantizar la comodidad y seguridad tanto para el profesional como para el cliente. Si es posible, abre una ventana o utiliza un sistema de ventilación adecuado para mantener el aire fresco y evitar la acumulación de vapores o irritantes en el espacio.

Al asegurarte de que tu área de trabajo esté bien preparada, organizada y limpia, podrás realizar la aplicación de extensiones de pestañas de manera eficiente, segura y cómoda tanto para ti como para el cliente. Esto contribuirá a un resultado final satisfactorio y una experiencia positiva para todos los involucrados

CAP 4

CONSIDERACIONES ESPECIALES

Y SOLUCIÓN DE PROBLEMAS

4.1 Alergias y sensibilidades relacionadas con las extensiones

Algunas personas pueden experimentar alergias o sensibilidades a los productos utilizados durante la aplicación de extensiones de pestañas. Estas reacciones pueden manifestarse como enrojecimiento, picazón, hinchazón, irritación o incluso irritación ocular. Es importante que los profesionales sean conscientes de este riesgo y tomen precauciones para minimizar las posibilidades de reacciones adversas.

Las alergias y sensibilidades pueden estar relacionadas con el pegamento utilizado para adherir las extensiones, así como con otros productos como los removedores de adhesivo, los limpiadores o las soluciones de sellado. Algunas personas también pueden ser sensibles a los materiales de las propias extensiones, como el pelo sintético o natural utilizado.

Para mitigar estos riesgo, se recomienda realizar una prueba de sensibilidad antes de la aplicación completa de las extensiones. Esto implica aplicar una pequeña cantidad de pegamento o extensiones en el antebrazo o detrás de la oreja del cliente y esperar 24-48 horas para verificar si hay alguna reacción adversa.

Además, es importante utilizar productos de alta calidad y seguros para las extensiones de pestañas. Selecciona adhesivos libres de formaldehído y otros ingredientes irritantes, así como extensiones que sean hipoalergénicas y libres de sustancias que puedan causar reacciones alérgicas.

Es fundamental que los profesionales estén capacitados en el reconocimiento y manejo de estas situaciones. Si se sospecha una reacción alérgica, se debe recomendar al cliente que busque atención médica de inmediato. En casos graves, puede ser necesario remover las extensiones y seguir el tratamiento recomendado por un médico.

En resumen, las alergias y sensibilidades relacionadas con las extensiones de pestañas son posibles, pero se pueden minimizar mediante la realización de pruebas de sensibilidad, el uso de productos de calidad y la atención y capacitación adecuadas por parte de los profesionales. La seguridad y la comodidad del cliente deben ser siempre una prioridad durante el proceso de aplicación de las extensiones de pestañas.

4.2 Problemas comunes durante la aplicación y soluciones

Durante la aplicación de extensiones de pestañas, pueden surgir algunos problemas comunes que requieren atención y soluciones adecuadas. Aquí hay algunos problemas frecuentes y posibles soluciones:

- *Extensiones que se desprenden rápidamente*: Si las extensiones se desprenden rápidamente después de la aplicación, puede ser debido a una mala adherencia. Esto puede ocurrir si no se limpia adecuadamente la superficie de las pestañas antes de la aplicación o si no se aplica suficiente adhesivo. La solución es asegurarse de limpiar y preparar adecuadamente las pestañas antes de aplicar las extensiones, utilizando la cantidad correcta de adhesivo y siguiendo las instrucciones de secado adecuadas.

- *Pestañas pegadas entre sí*: A veces, las pestañas pueden pegarse entre sí durante la aplicación, creando una apariencia poco natural e incómoda. Esto pasa si se aplica demasiado adhesivo o si las extensiones se colocan muy cerca unas de otras. La solución es asegurarse de aplicar una cantidad adecuada de adhesivo y dejar suficiente espacio entre las extensiones para un aspecto separado y natural.

- *Irritación o incomodidad del cliente*: Algunos clientes pueden experimentar irritación o incomodidad durante o después de la aplicación. Esto puede ser causado por una reacción alérgica al pegamento o a los productos utilizados. Si el cliente experimenta molestias, se recomienda retirar las extensiones y consultar a un médico si es necesario. Para prevenir este problema, es esencial realizar una prueba de sensibilidad previa y utilizar productos hipoalergénicos de calidad.

- *Extensiones desiguales o asimétricas*: Esto puede deberse a un error de aplicación o a la selección incorrecta de extensiones. La solución es asegurarse de aplicar las extensiones de manera precisa y uniforme, teniendo en cuenta la forma y la dirección de crecimiento natural de las pestañas del cliente. Además, es importante seleccionar las extensiones adecuadas en términos de longitud, grosor y curvatura para lograr un aspecto equilibrado y armonioso.

- *Retorcimiento de las extensiones*: Las extensiones pueden retorcerse o enredarse, lo que puede dificultar su apariencia y mantenimiento. Esto puede ocurrir si las extensiones se aplican de manera desordenada o si el cliente manipula o frota demasiado las pestañas. La solución es asegurarse de aplicar las extensiones en una dirección adecuada y proporcionar instrucciones claras al cliente sobre cómo cuidar y peinar las pestañas correctamente.

Es importante abordar cualquier problema que surja durante la aplicación de las extensiones de pestañas de manera profesional y rápida. Esto garantiza la satisfacción del cliente y un resultado final estéticamente agradable. Siempre busca mejorar tus habilidades y conocimientos para evitar problemas comunes y brindar un servicio de calidad.

4.2.1 Algunos factores asociados a la retención de las extensiones de pestañas

La retención de las extensiones de pestañas está influenciada por varios factores, incluidos los parámetros del adhesivo y las condiciones climáticas. Aquí hay un resumen breve sobre este tema.

El adhesivo utilizado para adherir las extensiones de pestañas desempeña un papel crucial en la retención. Los parámetros del adhesivo, como el tiempo de secado, la viscosidad y la fuerza de adherencia, pueden afectar la duración de las extensiones. Es importante seguir las instrucciones del fabricante y utilizar un adhesivo de alta calidad.

La humedad es un factor importante que puede afectar la retención de las extensiones. En condiciones de alta humedad, el adhesivo puede curar más lentamente, lo que puede prolongar el tiempo de secado y afectar la retención. Por otro lado, en condiciones de baja humedad, el adhesivo puede curar más rápido, lo que puede requerir un trabajo más rápido y preciso.

La temperatura también juega un papel en la retención de las extensiones. Las temperaturas más cálidas pueden acelerar el proceso de curado del adhesivo, mientras que las temperaturas más frías pueden retardarlo. Asegúrate de ajustar el tiempo de secado y la cantidad de adhesivo según la temperatura ambiente y evita cambios bruscos de temperatura durante la aplicación.

Las estaciones climáticas pueden afectar la retención de las extensiones. Durante los meses más cálidos y húmedos del verano, es posible que los clientes experimenten una menor retención debido al aumento de la transpiración y la humedad. Durante los meses más fríos y secos del invierno, es posible que la retención también se vea afectada debido a la falta de humedad en el aire. Ajusta tus técnicas y productos según las condiciones climáticas para lograr una mejor retención.

4.3 Retirada segura de las extensiones de pestañas

La retirada segura de las extensiones de pestañas es un proceso importante para preservar la salud y la integridad de las pestañas naturales. Aquí tienes un resumen sobre cómo realizarlo de manera adecuada:

- *Preparación*: Antes de comenzar el proceso de retirada, asegúrate de tener todos los productos y herramientas necesarios a mano. Esto incluye un removedor de adhesivo específico para extensiones de pestañas, almohadillas de gel para proteger la piel y los ojos, pinzas de precisión y toallitas desmaquillantes suaves.

- *Protección del área de los ojos*: Coloca las almohadillas de gel debajo de los ojos del cliente para proteger la piel y los ojos durante la retirada. Asegúrate de que el cliente esté cómodo y tenga los ojos cerrados durante todo el proceso.

- *Aplicación del removedor de adhesivo*: Utiliza las pinzas de precisión para empapar una toallita desmaquillante suave con el removedor de adhesivo específico para extensiones de pestañas. Coloca suavemente la toallita en la base de las extensiones, evitando el contacto con la piel. Deja que el removedor actúe durante el tiempo recomendado por el fabricante.

- *Retirada suave de las extensiones*: Después de que el removedor de adhesivo haya actuado el tiempo suficiente, utiliza las pinzas de precisión para agarrar suavemente las extensiones y retirarlas. Aplica una ligera presión para aflojar el adhesivo y evita tirar o jalar bruscamente para evitar dañar las pestañas naturales.

- *Limpieza y acondicionamiento*: Después de retirar todas las extensiones, utiliza una toallita desmaquillante suave o un limpiador suave para eliminar cualquier residuo de adhesivo. Asegúrate de limpiar cuidadosamente las pestañas sin frotar en exceso. Luego, aplica un acondicionador de pestañas o un suero fortalecedor para ayudar a nutrir y fortalecer las pestañas naturales.

- *Educación del cliente*: Brinda al cliente instrucciones claras sobre cómo cuidar adecuadamente sus pestañas naturales después de la retirada. Esto puede incluir evitar el uso de rímel o productos oleosos durante un tiempo, evitar el frotado excesivo de los ojos y seguir una rutina de cuidado adecuada para mantener la salud de las pestañas.

La retirada segura de las extensiones de pestañas es esencial para evitar daños o debilitamiento de las pestañas naturales. Sigue estos pasos con cuidado y siempre asegúrate de utilizar productos de calidad y específicos para extensiones de pestañas. Siempre es recomendable buscar capacitación adicional y actualizaciones en técnicas de retirada para ofrecer un servicio profesional y seguro a tus clientes.

55

CAP 5
TENDENCIAS Y FUTURO
DE LAS EXTENSIONES DE PESTAÑAS

5.1 Avances tecnológicos en productos y técnicas

Los avances tecnológicos han revolucionado el campo de las extensiones de pestañas y han llevado a la introducción de nuevos productos y técnicas que han mejorado significativamente la calidad y duración de los resultados. Estos avances han brindado a los profesionales de las pestañas herramientas más efectivas y eficientes para satisfacer las necesidades y expectativas de los clientes.

En cuanto a los productos, se han desarrollado adhesivos de última generación que ofrecen una mayor durabilidad y retención de las extensiones de pestañas. Estos nuevos adhesivos son más flexibles, lo que permite una mejor adherencia y una mayor resistencia a las condiciones ambientales, como la humedad y el calor. Además, estos adhesivos se secan más rápidamente, lo que acelera el proceso de aplicación de las extensiones.

Otro avance importante es la creación de extensiones de pestañas de alta calidad. Se han introducido nuevos materiales que son más livianos, flexibles y naturales, lo que proporciona un aspecto más realista y cómodo. Estas nuevas extensiones son más duraderas y pueden mantener su forma y color durante períodos más largos sin perder su apariencia.

En cuanto a las técnicas, los avances tecnológicos han permitido la introducción de métodos más precisos y personalizados para la aplicación de las extensiones de pestañas. Por ejemplo, el uso de herramientas de aplicación de alta tecnología, como las pinzas de precisión, estas mejoran la velocidad del proceso de colocación de las extensiones, garantizando una distribución uniforme y una colocación segura de las extensiones, minimizando cualquier molestia o daño potencial a las pestañas naturales.

Los profesionales en este campo continúan adoptando y aprovechando estas innovaciones para ofrecer servicios de alta calidad y mantenerse a la vanguardia de la industria.

5.2 Perspectivas y dirección futura de la industria

La industria de las extensiones de pestañas ha experimentado un crecimiento significativo en los últimos años y se espera que continúe expandiéndose en el futuro.

A medida que se reconoce cada vez más la importancia de la Tricología en la aplicación de extensiones de pestañas, se espera que haya avances significativos en esta área. Las perspectivas y la dirección futura de esta industria se centran en varios aspectos clave:

- *Investigación y desarrollo*

- *Productos especializados*

- *Técnicas y capacitación*

- *Enfoque en la seguridad y la salud ocular*

- *Integración de la tecnología*

- *Colaboración multidisciplinaria*

- *Expansión global*

A medida que la demanda y el interés en las Extensiones de Pestañas siguen creciendo, se espera que la industria continúe evolucionando y ofreciendo soluciones cada vez más sofisticadas y personalizadas. Estos avances mejorarán la calidad y seguridad de las Extensiones de Pestañas, y garantizarán que se tenga en cuenta la salud y el bienestar de las pestañas naturales en todo momento.

CASOS
EJERCICIOS
PRÁCTICOS

HORA DE PRACTICAR

10 ejercicios prácticos con casos de clientes que presentan diversas afecciones en las pestañas. Cada caso viene acompañado de una breve descripción y preguntas. Basándose en lo aprendido en este libro sobre Tricología de las Pestañas, escribe tus recomendaciones.

Caso 1: Pestañas debilitadas y quebradizas

Descripción: Una cliente se queja de que sus pestañas están débiles y se rompen fácilmente.

Preguntas:

1. ¿Cuál podría ser la causa de las pestañas debilitadas y quebradizas?
2. ¿Qué consejos le darías a la cliente para mejorar la salud de sus pestañas?
3. ¿Qué productos o tratamientos podrían ayudar a fortalecer las pestañas?

Caso 2: Irritación en los párpados y pestañas

Descripción: Un cliente presenta enrojecimiento e irritación en los párpados y pestañas.

Preguntas:

1. ¿Cuáles podrían ser las posibles causas de la irritación en los párpados y pestañas?
2. ¿Qué medidas podría tomar el cliente para aliviar la irritación?
3. ¿Qué productos o ingredientes debería evitar el cliente para prevenir futuras irritaciones?

Caso 3: Pérdida excesiva de pestañas

Descripción: Una cliente nota que ha perdido más pestañas de lo habitual en las últimas semanas.

Preguntas:

1. ¿Cuáles podrían ser las posibles razones detrás de la pérdida excesiva de pestañas?
2. ¿Qué recomendaciones le darías a la cliente para prevenir la caída prematura de sus pestañas?
3. ¿Es recomendable el uso de extensiones de pestañas para esta cliente? ¿Por qué?

Caso 4: Pestañas grasosas y con costras

Descripción: Un cliente tiene pestañas que se ven grasosas y con pequeñas costras.

Preguntas:

1.¿Qué podría estar causando la grasa y las costras en las pestañas del cliente?

2.¿Cuál sería el enfoque adecuado para limpiar y cuidar las pestañas en este caso?

3.¿Qué productos o ingredientes podrían ayudar a eliminar la grasa y las costras sin irritar los ojos?

____

____

____

____

Caso 5: Infección bacteriana en las pestañas

Descripción: Una cliente tiene una infección bacteriana en el folículo de una de sus pestañas.

Preguntas:

1.¿Cuáles son los síntomas comunes de una infección bacteriana en las pestañas?

2.¿Qué medidas debería tomar la cliente para tratar la infección y prevenir su propagación?

3.¿Qué recomendaciones podrías darle a la cliente para evitar futuras infecciones en sus pestañas?

____

____

____

____

Caso 6: Extensiones de pestañas mal aplicadas

Descripción: Una cliente se queja de que sus extensiones de pestañas están torcidas y desiguales.

Preguntas:

1.¿Cuáles podrían ser las posibles razones detrás de las extensiones de pestañas mal aplicadas?

2.¿Qué medidas podría tomar la cliente para corregir el problema con sus extensiones?

3.¿Cuál es la importancia de acudir a un profesional capacitado para la aplicación de extensiones de pestañas?

____

____

____

____

Caso 7: Alergia a los adhesivos de las extensiones de pestañas

Descripción: Un cliente experimenta irritación y enrojecimiento en los ojos después de colocar extensiones de pestañas.

Preguntas:
1. ¿Qué podría estar causando la alergia a los adhesivos de las extensiones de pestañas?
2. ¿Qué medidas debería tomar el cliente para aliviar la irritación y tratar la alergia?
3. ¿Cómo podría prevenir el cliente futuras reacciones alérgicas al usar extensiones de pestañas?

____

____

____

____

Caso 8: Pestañas desiguales en longitud y grosor

Descripción: Una cliente tiene pestañas que son desiguales en longitud y grosor.

Preguntas:
1. ¿Cuáles podrían ser las razones detrás de la desigualdad en las pestañas de la cliente?
2. ¿Qué opciones tiene la cliente para mejorar la apariencia de sus pestañas desiguales?
3. ¿Qué recomendaciones le darías a la cliente para mantener sus pestañas en buena forma

____

____

____

____

Caso 9: Alopecia de las pestañas

Descripción: Un cliente tiene áreas con pérdida de pestañas, dejando espacios sin pelos en el borde del párpado.

Preguntas:
1. ¿Qué podría estar causando la alopecia de las pestañas en este cliente?
2. ¿Qué tratamientos o productos podrían ayudar a estimular el crecimiento de las pestañas en las áreas afectadas?
3. ¿Cuál es la importancia de buscar atención médica para casos de alopecia de las pestañas?

____

____

____

____

Caso 10: Pestañas secas y quebradizas después de usar extensiones

Descripción: Una cliente nota que sus pestañas están secas y frágiles después de quitarse las extensiones.

Preguntas:

1. ¿Por qué las pestañas pueden volverse secas y quebradizas después de usar extensiones?
2. ¿Qué cuidados adicionales debería tener la cliente para restaurar la salud de sus pestañas?
3. ¿Es recomendable que la cliente vuelva a colocarse extensiones después de que sus pestañas se hayan recuperado?

*Cada pestaña tiene su propia historia y su propio ciclo de crecimiento; aquí es donde entra la **Tricología**, el pilar que sostiene nuestra práctica. Al entender cómo funcionan las pestañas, cómo crecen, cómo se renuevan, podemos crear resultados asombrosos sin dañar las pestañas naturales ni comprometer la salud de los clientes.*

*Esta guía práctica es un puente entre la pasión por la belleza y el compromiso por la salud. Es una invitación a incluir la **Tricología** como un pilar fundamental en los cursos y prácticas y en los programas de formación, para enriquecer los conocimientos y transformar expertos en extensiones que marcan la diferencia.*

*Los animo a seguir profundizando en el mundo de la **Tricología de las Pestañas**, a aplicar sus principios en cada extensión que coloquen y a ser los embajadores del arte y la ciencia en la industria de las pestañas.*

"Con conocimiento y pasión, estamos en camino a transformar miradas y vidas."

Sumérgete en estas páginas llenas de conocimiento y deja tu huella!

Tu valoración potencia este libro. ¡Gracias!